DU

RYTHME DE DÉCLANCHEMENT

CHEZ LES ENFANTS

PAR

LE DR S. PERRET

Professeur agrege a la Faculte de medecine de Lyon,
Médecin des Hôpitaux

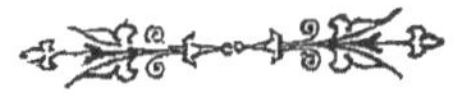

Memoire presenté a la Société nationale de Medecine.

LYON

ASSOCIATION TYPOGRAPHIQUE

F. PLAN. RUE DE LA BARRE, 12.

1892

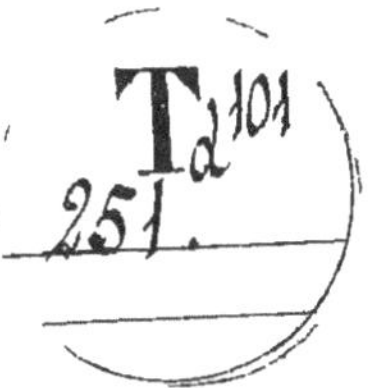

DU

RYTHME DE DÉCLANCHEMENT

CHEZ LES ENFANTS

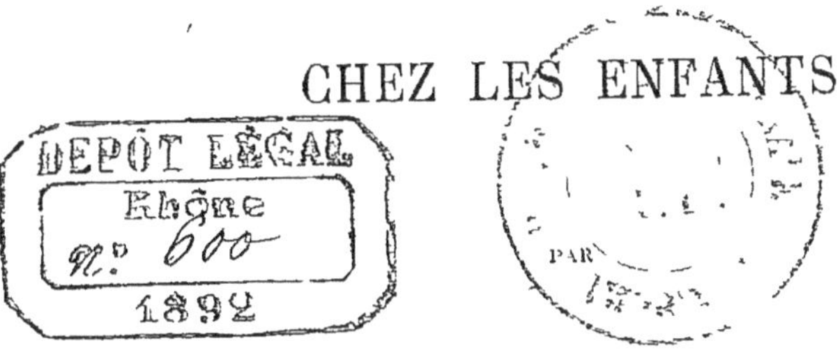

PAR

LE Dʀ S. PERRET

Professeur agrégé à la Faculté de médecine de Lyon,
Médecin des Hôpitaux

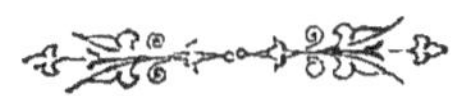

Mémoire présenté à la Société nationale de Médecine.

LYON

ASSOCIATION TYPOGRAPHIQUE

F. PLAN, RUE DE LA BARRE, 12.

1892

RYTHME DE DÉCLANCHEMENT

CHEZ LES ENFANTS

Il s'agit là d'un rythme particulier du cœur que j'ai observé chez quelques enfants, à l'état pathologique, et qui n'a pas encore été signalé jusqu'a présent. Je lui ai donné cette dénomination qui paraîtra bizarre de prime abord, faute d'expression plus juste, et surtout en raison de la sensation particulière qu'il donne à l'oreille.

Ce rythme ne ressemble en rien au rythme fœtal ou pendulaire, où les bruits du cœur sont séparés par des intervalles égaux rappelant une mesure à deux temps, ni aux dédoublements physiologiques ou pathologiques, dans lesquels on perçoit trois bruits successifs, dont les deux premiers ou les deux derniers sont plus ou moins distants.

Il est constitué par ce fait que les deux bruits du cœur sont excessivement rapprochés, à tel point qu'ils semblent empiéter l'un sur l'autre. Il en résulte que le petit silence est d'une brièveté extrême, qu'on a peine à le saisir, alors que le grand persiste avec une durée plus ou moins grande et facilement appréciable. Mais, ce qu'il y a de plus caractéristique dans le rythme en question, c'est la sensation toute spéciale perçue par l'oreille d'une brusque détente, sensation analogue à celle d'un ressort tendu au maximum et qu'on lâcherait brusquement. Toutefois, dans les cas dont il est question, il y a comme un système de double détente, correspondant aux deux bruits du cœur.

Il existe en dehors de cela quelques signes conjugués au

rythme de déclanchement et dont nous devons dire aussi quelques mots.

C'est d'abord l'accélération du pouls qui s'est montrée d'une manière constante dans toutes nos observations. Et en effet le nombre de pulsations le plus bas que nous avons noté, n'a pas été inférieur à 140 ; nous avons noté plusieurs fois 168, 170, 180, et même dans un cas, le chiffre de 220 par minute. Disons, en passant, que ce cœur si accéléré a toujours paru d'une régularité parfaite, et que jamais il n'a été question d'irrégularités ou d'intermittences. A l'accélération du pouls et a sa régularité, il faut encore ajouter la petitesse, caractère signalé dans tous les cas où sa force a été interrogée, c'est-à-dire six fois sur sept. Or, cette constance prend dans l'espèce une signification assez importante.

A rapprocher du pouls, l'état du choc de la pointe, noté faible dans deux circonstances, et qui, si nous interrogeons nos souvenirs en dehors de ces deux annotations, nous a toujours présenté cette même particularité.

Rappelons encore que les bruits du cœur, sauf dans un cas où il s'agissait d'une péricardite tuberculeuse, paraissaient nets et assez bien frappés. Jamais nous n'avons eu l'occasion d'observer des bruits anormaux ou surajoutés, tels que souffles ou galops. Les bruits normaux du cœur étaient nettement perceptibles, et ce qui frappait surtout l'oreille, c'était leur rapidité et leur brusquerie.

Nous ajouterons à cette occasion que chez deux malades (obs. III et VI) ce rythme de déclanchement a été précédé pendant quelques jours du rythme fœtal. Est-ce là une simple coïncidence, faut-il y voir au contraire un lien d'affinité, et le premier ne serait-il qu'un degré plus accusé du second, en relation avec une modification plus profonde du système nerveux cardiaque ? C'est une question que je me permets de poser sans la résoudre.

C'est enfin l'accélération de la respiration qui est signalée dans les quatre cas où l'état de la respiration a été observé, et qui figure avec les chiffres de 32, 50, 60, 64 par minute. Aucune modification particulière, du reste, n'a été notée de côté du rythme, dans ces diverses circonstances. Cette accélération ne paraît avoir en réalité aucune valeur dans ses rapports avec le rythme de déclanchement, attendu qu'il s'agissait en pareille circonstance d'affections du poumon ou des méninges, capables à elles seules de modifier grandement les fonctions respiratoires.

La description que nous venons de donner du rythme de déclanchement n'est peut-être pas très facile à saisir de prime abord, mais lorsqu'on l'a entendu nettement chez un malade, il est impossible de le méconnaître et de le confondre, notamment avec les autres déviations du rythme normal du cœur. Dans tous les cas, à nous en rapporter aux faits qui ont passé sous nos yeux et que nous détaillerons plus loin, il nous semble avoir une signification pronostique d'une grande valeur, et sa présence est l'indice d'une extrême gravité. Telle est du moins l'impression qui ressort de l'examen des sept malades chez lesquels le rythme de déclanchement a été signalé. Reconnaissons toutefois qu'en dépouillant près de deux cents observations, nous n'avons pu en trouver que sept où le signe en question ait été consigné, chiffre assez modeste, je l'avoue, mais elles paraissent tellement démonstratives à cet égard, que leur valeur peut en suppléer le nombre.

OBSERVATION I (résumée). — Tuberculose à marche rapide vers la fin. Vaste caverne a gauche simulant un pneumothorax. Mort. Autopsie.

Delphine R..., âgée de 11 ans 1/2, entrée le 31 mars à la salle Saint-Ferdinand.

Antécédents héréditaires : Mère morte jeune ; père bien portant ; une sœur crache du sang ; deux frères délicats.

Antécédents personnels : Tousse et maigrit depuis deux ans. Il y a un mois survinrent des signes plus aigus qui engagèrent son père à la placer à la campagne. Il y a neuf jours, fièvre, frissons, céphalée ; en même temps point de côté à gauche, soif vive, perte de l'appétit.

État à l'entrée : Facies pâle, débilité et faiblesse marquées. P. 140, R. 44, T. 39°,4.

Au cœur, la pointe bat vers la cinquième côte en dedans du mamelon ; les bruits sont normaux, pas de rythme particulier. Le pouls est petit, difficile à compter.

Poumons : A gauche en arrière submatité dans les fosses sus et sous-épineuses ; souffle amphorique aux deux temps, râles humides de gros volume à la base. En avant sonorité exagérée et souffle amphorique très net. A droite en arrière, quelques craquements humides, surtout au sommet ; en avant, craquements secs.

Foie normal ; urines sans albumine.

4 avril. Les lésions ont progressé à gauche et en avant où l'on trouve des craquements humides et un souffle un peu cave. P. 180. R. 64. Température oscillant depuis l'entrée entre 39°,5 et 40°,5.

15 avril. La malade se plaint de vives douleurs à caractère constrictif dans la poitrine. Le pouls est à 168. Les deux bruits du cœur normaux sont très rapprochés, donnent à l'oreille la sensation d'une double et brusque détente. Les réflexes rotuliens, qui existaient nettement il y a quelques jours, manquent aujourd'hui.

17 avril. La pointe du cœur se sent mal ; persistance du rythme de déclanchement. P. 195, filiforme. Le nez et les extrémités sont un peu froides.

18 avril. Douleurs intercostales vives. Accès de suffocation répétés le soir ; la malade meurt à dix heures.

Autopsie : A gauche, grande caverne supérieure séparée du thorax en avant par une mince couche de tissu pulmonaire d'environ 0,003. Une seconde caverne séparée de la première par une zone de poumon infiltré ; dans le reste du poumon, tubercule caséeux.

Au poumon droit, trois petites cavernes au sommet, au-dessous, gros tubercules donnant à la coupe l'aspect de fromage de Roquefort. Cœur assez volumineux, d'apparence un peu graisseuse et molle ; pas de trace d'endocardite appréciable.

Observation II. — Pneumonie pseudo-lobaire tuberculeuse de tout le poumon gauche. Mort au dixième jour avec cyanose et abaissement de la température. Autopsie.

Marie M..., âgée de 7 ans, entrée le 4 juillet 1891 à la salle Saint-Ferdinand.

Antécédents héréditaires inconnus.

Antécédents personnels : Pas de maladie antérieure. D'après la mère, malade depuis huit jours, vomissements, toux, perte d'appétit. Depuis trois jours, céphalée, douleurs abdominale ; pas de diarrhée.

A l'entrée : T. s. 40°,9.

5 juillet. A déliré pendant la nuit. T. 38°,8. Céphalée, soif vive. P. 180. R. 68. Ventre souple, douloureux ; rien dans la fosse iliaque ; langue saburrale.

Poumons : A gauche en arrière, submatité, souffle surtout expiratoire ; râles fins à l'inspiration ; en avant, matité, râles fins, souffle moins accusé ; à droite rien d'anormal.

Cœur : Pointe dans le 4ᵉ espace en dedans du mamelon. Pas de rythme particulier ; quelques irrégularités ; pas de souffle. Disque albumineux abondant dans l'urine. État général très grave.

6 juillet. Les bruits du cœur sont très rapprochés et donnent le rythme de déclanchement. P. 172, très petit. R. 60. Les signes pulmonaires occupent tout le poumon gauche.

7 juillet. La situation de la malade s'aggrave de plus en plus ; même état du cœur et du pouls. Mort peu après la visite.

Autopsie : Cœur, rien de particulier ; hauteur du ventricule 0,06 ; pas de dilatation.

Poumons : Le gauche est entièrement hépatisé. A la coupe, aspect de broncho-pneumonie pseudo-lobaire avec semis très abondant de granulations grises. 400 grammes de liquide dans la plèvre. Poumon droit congestionné. Pas de tubercules ailleurs, ganglions sains.

Observation III. — Méningite tuberculeuse ; granulations pulmonaires ; tubercule cérébral. Autopsie.

Catherine Th..., âgée de 6 ans, entrée le 16 décembre 189', à la salle Saint-Ferdinand.

Antécédents héréditaires nuls.

Antécédents personnels : rougeole à trois ans et demi. Depuis un mois et demi, modification du caractère, affaiblissement progressif, perte d'appétit. Depuis huit jours, fièvre, insomnie, un peu de délire, vomissements répétés. A partir de la même époque, difficulté dans l'expression des mots ; paralysie de la face et du bras droit.

État à l'entrée : Enfant d'apparence chétive. Perte d'appétit, langue saburrale, pas de vomissements.

Même état de la paralysie de la face et du bras droit ; c'est plutôt de la parésie. Elle marche comme une personne ivre ; mouvements de rétropulsion et de latéropulsion.

Cœur, rien de particulier, pouls régulier Aux poumons, râles sibilants.

17 décembre. Ce matin, pouls 108 avec un peu de ralentissement par moments.

19 décembre. Quelques cris plaintifs pendant la nuit. Décubitus en chien de fusil, raideur de la nuque ; constipation depuis l'entrée.

20 déc. Facies égaré, regard dans le vide ; respiration irrégulière ; ventre en bateau. Pouls irrégulier, 120.

21 déc. Pouls 180. État demi-comateux. Mêmes signes en dehors de celui du cœur ; par moments, rythme fœtal.

22 déc. Pouls 180. Véritable coma ; ventre excavé.

24 déc. Pouls très petit, 220 pulsations ; au cœur, les bruits sont très rapprochés et donnent le rythme de déclanchement. Mort le soir même.

Autopsie : Épanchement ventriculaire abondant. Exsudat à la base du cerveau remontant le long des artères sylviennes ; granulations tuberculeuses. A la coupe, tubercule caséeux, gros comme un filet pris sur la circonvolution pariétale ascendante gauche. Granulations tuberculeuses dans les deux poumons. Cœur, rien de particulier.

Observation IV. — Granulie. Pas d'autopsie.

Marguerite C..., âgée de 7 ans, entrée le 15 janvier 1892 à la salle Saint-Ferdinand.

Antécédents héréditaires nuls. Père et mère bien portants. Un frère mort de méningite à la Charité l'année dernière ; cinq autres bien portants.

Antécédents personnels : Rougeole au mois de mai dernier ; malade depuis un mois environ. Se plaignait au début de frissons, de perte d'appétit ; amaigrissement progressif, obligée de s'aliter dès cette époque. Elle se mit à tousser et à éprouver de la dyspnée. Jamais d'épistaxis ni de diarrhée.

État à l'entrée : Enfant chétive, amaigrie, pâle. Langue et lèvres fuligineuses ; soif vive, dyspnée marquée. R. 72. Température élevée.

Poumons : En avant des deux côtés, râles sous-crépitants du haut en bas ; en arrière submatité légère au sommet gauche, à l'auscultation ; des deux côtés râles sous-crépitants mêlés de sibilances.

Cœur : pointe bat dans le 4ᵉ espace ; pas de rythme particulier ; pouls très petit, 160.

16 janvier. Cœur : rythme de déclanchement. P. 200. R. 56.

18 janv. Même état du cœur. État général grave ; affaiblissement. Mêmes signes au poumon.

19 janv. La malade meurt.

OBSERVATION V. — Méningite tuberculeuse. Autopsie.

Jeanne T..., âgée de 13 ans, entrée le 23 février 1892 à la salle Saint-Ferdinand.

Antécédents héréditaires nuls ; parents bien portants.

Antécédents personnels : Variole, il y a trois ans ; a toujours été un peu pâle. Début, il y a dix jours, par céphalée, envies de vomir et constipation qui persiste jusqu'à présent.

État à l'entrée : céphalée, constipation. Un peu de délire cette nuit. T. 38°,9. Langue grillée au milieu, bouche sèche, gencives et dents recouvertes d'un enduit blanc grisâtre, haleine fétide, tousse de temps à autre.

Au poumon : nombreux râles ronflants et sibilants, en avant comme en arrière et des deux côtés.

Ventre plutôt aplati, gargouillement dans la fosse iliaque sans douleur manifeste. Rate appréciable. Au cœur, la pointe bat dans le 5ᵉ espace intercostal, sans rythme particulier.

24 fév. P. 92. R. 39. Depuis hier, quelques vomissements. La malade est agitée ce matin.

25 fév. P. 104. Céphalée, somnolence, raideur de la nuque. Pupille gauche plus dilatée. Raie méningitique.

26 février. État comateux. Notable quantité d'albumine dans l'urine. P. 136.

27 fév. Pouls petit, régulier, 172. R. 32. Au cœur, bruits faibles, rythme de déclanchement.

23 fév. Mêmes signes. Mort dans le coma.

Autopsie : A la base du cerveau, exsudat puriforme avec traînées le long des artères sylviennes ; semis de granulations tuberculeuses Ventricules un peu dilatés.

Au poumon, simplement un peu de congestion, d'œdème, sans granulation. Rien dans les autres organes. Un seul ganglion bronchique caséeux, de petit volume.

OBSERVATION VI. — Broncho-pneumonie. Rougeole. Tuberculose ? Pas d'autopsie.

Mélanie P..., âgée de 2 ans, entrée le 2 avril 1892 à la salle Saint Ferdinand.

Antécédents personnels : Aurait eu une fluxion de poitrine il y a un an. Depuis ce moment, a toujours toussé ; il y a quelque temps aurait eu un ictère avec décoloration des fèces pour lequel elle a été soignée par un médecin.

État à l'entrée : Température élevée, tousse par petites quintes assez rapprochées. Pas de dyspnée marquée. Facies altéré, langue saburrale. P. 160.

Rien aux poumons. Pas de modification dans la sonorité. A l'auscultation du côté gauche, râles sous-crépitants à la base et dans la région axillaire accompagnés d'un souffle très net quand la petite malade se met à tousser. En avant quelques râles inconstants. Rien à droite. Cœur, rythme fœtal. Pouls rapide. 160.

Rien à l'abdomen ; la rate paraît augmentée de volume.

6 avril. Moins de râles aujourd'hui.

7 avril. Pouls 160. Pas de rythme fœtal. Aux deux bases quelques râles.

16 avril. A la base gauche, souffle et râles, état général mauvais, la petite malade s'affaiblit.

16 avril. A la base gauche, râles humides et souffle.

29 avril. Souffle plus accusé et plus étendu. Pouls 186. Au cœur, rythme de déclanchement.

26 mai. Éruption très nette de rougeole pour laquelle l'enfant est envoyée dans le service des maladies éruptives où elle succombe deux jours après.

OBSERVATION VII. — Tuberculose pulmonaire. Pneumonie caséeuse avec adhérences. Péricardite tuberculeuse. Autopsie.

Jeanne B..., âgée de 12 ans, entrée le 24 janvier 1892 à la salle Saint-Ferdinand.

Antécédents héréditaires : parents bien portants.

Antécédents personnels : rougeole à 5 ans ; conjonctivite et impétigo à la suite.

L'enfant serait malade depuis trois mois ; point de côté au début à gauche. Depuis, grand amaigrissement, essoufflement, toux.

État a l'entrée : Maigreur et pâleur. Dyspnée, toux fréquente, sans crachat, ni hémoptysie. Inappétence, diarrhée depuis quelques jours, sueurs nocturnes. T. 39°,2. Aux poumons, submatité aux sommets en arrière, plus accusée à gauche. A l'auscultation, pas de râles, mais respiration soufflante plus marquée aussi de ce même côté.

Vers la base gauche, et surtout vers la ligne axillaire, matité de courbe irrégulière, remontant jusqu'au niveau de l'angle de l'omoplate avec vibrations diminuées et respiration très obscure à ce niveau. T. 39°. P. 156.

2 fév. Râles muqueux à la base droite, et du côté gauche aujourd'hui, souffle et râles gargouillés faisant songer à une poussée de broncho-pneumonie.

5 fév. Signes de péricardite étendue avec frottements aux deux temps. P. 152.

20 fév. I lus de frottements au cœur ; la diarrhée a disparu.

1er mars. A la base gauche existe un nouveau foyer de râles assez fins avec souffle aigre à l'expiration ; plus en avant, râles gargouillés. P. 180 ; la pointe du cœur se perçoit bien à deux travers de doigt en dedans du mamelon.

État général mauvais, faiblesse très marquée ; inappétence continuelle.

19 mars. La pointe bat d'une manière diffuse ; en dedans du mamelon, les bruits sont un peu sourds.

24 mars. Un peu d'œdème des pieds et teinte légèrement cyanique à ce niveau. Pas de modification au cœur, mais bruit de déclanchement très net. P. 192.

28 mars. Ventre augmenté de volume, matité dans les parties déclives, se déplaçant. Albuminurie.

1er avril. La malade s'affaisse de plus en plus et meurt sans incident nouveau.

Autopsie : Pneumonie caséeuse du poumon gauche dans dans sa moitié supérieure ; le reste est infiltré de noyaux de broncho-pneumonie tuberculeuse disséminée, plèvre très épaissie ; dans le poumon droit, nombreux tubercules dans toute l'étendue. Symphyse complète du péricarde qui est très épaissi ; nombreux tubercules à la coupe du tissu qui relie les feuillets.

Telles sont les sept observations dans lesquelles nous avons eu l'occasion de constater le rythme de déclanchement. L'étude de ces faits montre bien qu'il ne s'agit pas là simplement d'une curiosité clinique, et que la signification pronostique grave que nous lui attachons est bien justifiée, puisque dans tous les cas la maladie s'est terminée rapidement par la mort.

On nous objectera, je le reconnais, que la nature même des affections auxquelles nous avions affaire ne laissait guère de doute au sujet du mode de terminaison. Mais ce que nous voulions mettre en lumière surtout, c'est que la perception du rythme en question nous a permis à peu près toujours de prédire la mort a brève échéance. Ceci ressortira encore mieux de la récapitulation rapide des époques variables auxquelles cette dernière a été observée. Ainsi dans l'observation I le malade meurt deux jours après l'apparition du rythme de déclanchement ; dans l'observation II, vingt-quatre-heures après ; dans l'observation III, le soir même ; dans l'observation IV, trois jours après ; dans l'observation V le lendemain ; dans l'observation VI deux jours après ; enfin dans l'observation VII seulement le dixième jour.

En résumé, sauf l'observation VII qui fait exception à cette sorte de règle que nous avons indiquée, la vie ne s'est pas prolongée au-delà de trois jours et même dans quelques observations, la mort est survenue le jour même (obs. III) ou le lendemain (obs. II, V).

Sans vouloir d'ores et déjà donner à ce signe toute la valeur qu'il semble avoir d'après les faits qui viennent d'être relatés, et qui sont encore trop peu nombreux pour le juger définitivement, nous croyons qu'il mérite de fixer l'attention du médecin, et nous attendons de l'avenir sa consécration véritable.

Si la constatation du rythme de déclanchement est facile, et s'il est aisé de le reconnaître quand on l'a perçu nettement une première fois, il n'en est pas de même de son interprétation. Nous avouons que sur ce terrain nous en sommes réduit a de simples hypothèses. Le phénomène en question se rattache sans doute par un certain côté, je veux parler de la rapidité des pulsations cardiaques, aux tachycardies, et dans une certaine mesure, tout au moins, pourrait-on lui appliquer les explications qu'on a données de ces dernières ; les détails suivants sont empruntés à la thèse de Larcena (1).

Il est tout d'abord des tachycardies d'origine cardiaque où il existe le plus souvent une lésion de l'organe qui ne se contracte plus avec la même facilité, d'où un redoublement de l'action du muscle ; c'est ce qu'on voit dans les myocar-

(1) Larcena *Des tachycardies*, th. Paris, 1891.

dites aiguës des maladies infectieuses ou les myocardites chroniques; c'est encore ce qu'on voit dans les amyotrophies cardiaques des états cachectiques, tels que la tuberculose, le cancer, etc.

Voisines de ces dernières sont les tachycardies, sans lésions du cœur, où par le fait de pression sanguine basse, ce dernier bat plus fréquemment ayant moins d'obstacles à surmonter : ainsi parfois dans la dothiénentérie, la convalescence de certaines fièvres, l'anémie.

Leurs caractères sont les suivants : rapidité d'ordinaire permanente du pouls, de 120 à 150, qui est en général petit et régulier, contractions faibles du cœur, choc faible de la pointe, dilatation ou hypertrophie de l'organe. Parfois en outre dyspnée, angoisses, suffocation.

Une seconde classe de tachycardies comprend les tachycardies nerveuses que Larcena divise en directes et réflexes; les premières se subdivisant en deux variétés : centrales et périphériques.

Les centrales directes tiennent à des lésions cérébrales, surtout de la base, ou encore à une sorte d'intoxication des centres, comme dans certaines maladies générales : fièvre typhoïde, grippe; ou enfin à une sorte d'épuisement de ces mêmes centres, témoin la neurasthénie. Comme signes, on trouve une accélération considérable du cœur pouvant aller jusqu'à 250, même 300 battements par minute, un rythme cardiaque presque toujours régulier, des battements, le plus souvent faibles, le cœur en général·dilaté, un pouls très petit et très faible. Ces signes ne seraient jamais isolés; il y aurait des symptômes pulmonaires, tels que respiration accélérée, toux fréquente avec expectoration, congestion, emphysème, broncho-pneumonie; des symptômes laryngés : voix rauque, aphonie; des symptômes gastriques : dysphagie, vomissements; enfin des symptômes de stase générale.

Tout ceci est en rapport avec les résultats que donne la section des pneumogastriques à l'origine, chez les animaux. D'où la conclusion que les tachycardies nerveuses directes sont dues à une paralysie du système modérateur, et suivant que la lésion ou le trouble portera sur son origine ou ses extrémités périphériques, la tachycardie sera centrale ou périphérique.

Les tachycardies nerveuses réflexes peuvent chez un individu prédisposé avoir pour point de départ tous les organes : cerveau, poumon, estomac, reins, cœur lui-même, qu'il s'agisse de modifications matérielles ou fonctionnelles. Comme manifestations, accélération du cœur, considérable, pouvant aller à 200, rythme tantôt régulier, plus souvent inégal. Pas de dilatation ou d'hypertrophie de l'organe ; impulsion énergique de la pointe; il y a palpitation. Claquements valvulaires nets, parfois accentuation du deuxième bruit pulmonaire; pouls petit, faible, inégal.

Phénomènes secondaires ici plutôt négatifs, pas d'altération du rythme respiratoire, ni troubles pharyngés ni gastriques, à peine léger œdème tardif des membres, d'origine vaso-motrice.

Tout ceci est réalisé, dans l'expérimentation, par l'excitation de l'appareil accélérateur du cœur dont le centre est la moelle cervico-dorsale. D'où la conclusion, par analogie des signes cliniques et expérimentaux, que les tachycardies réflexes sont le plus souvent dues a une excitation du système sympathique.

Ces prémisses posées, rien ne semble plus simple que de faire rentrer le phénomène que nous étudions dans l'une ou l'autre des catégories précédentes, suivant les circonstances où il a été observé.

C'est ainsi que le rythme de déclanchement des affections broncho-pulmonaires tuberculeuses, se rattacherait aux tachycardies cardiaques, en raison de l'action de la tuberculose sur le cœur et de l'abaissement de la pression qu'on observe dans les mêmes conditions. C'est ainsi encore que le rythme de déclanchement de la méningite, se rattacherait aux tachycardies nerveuses centrales par le fait de la localisation des lésions dans le domaine du pneumogastrique, dont elles supprimeraient l'action modératrice. — Mais en réalité cette interprétation ne paraît guère acceptable, car si elle rend compte de l'accélération plus ou moins grande des battements du cœur, elle ne saurait expliquer cette modification particulière de la contraction du cœur, telle qu'il en résulte un rythme spécial. Aussi doit-on l'attribuer plus logiquement à l'intervention du système ganglionnaire intra-cardiaque qui semble présider aux mouvements rythmés du cœur ; voici de quelle manière. Les diverses affections au cours desquelles s'est montré le rythme de déclanchement rentrent toutes dans le cadre des maladies infectieuses ; nous pouvons même dire qu'il s'est agi dans tous les cas d'une seule et même maladie infectieuse, la tuberculose, avec une évolution et des localisations variables : tuberculose vulgaire, pneumonie tuberculeuse, méningite tuberculeuse. Or on sait quel rôle important on a attaché dans ces derniers temps aux produits sécrétés par les microbes, aux toxines, dans la production des phénomènes pathologiques au cours des diverses maladies infectieuses ; il paraît dès lors rationnel d'attribuer les modifications du rythme cardiaque observées chez nos malades, à une influence directe des toxines charriées par le sang, sur le système nerveux intra-cardiaque.

L'étude du signe en question indique l'action excitante sur les ganglions du sympathique, plutôt qu'une action paralysante sur le ganglion du pneumogastrique. Et en effet, les paralysies expérimentales de ce nerf ne se traduisent que par l'accélération sans raccourcissement de la systole, mais simplement des intervalles des systoles, alors que les excitations du sympathique peuvent la raccourcir dans des limites variables ; or c'est ce qui se voit dans le rythme de déclanchement où la systole paraît brève et écourtée.

Telle est à peu près l'explication qu'en a donnée M. le professeur Arloing, au cours de la discussion qui eut lieu à la Société de médecine (séance du 11 juillet 1892), et nous l'adoptons pleinement.

www.ingramcontent.com/pod-product-compliance
Lightning Source LLC
LaVergne TN
LVHW010100060726
842524LV00006B/2258